AF465725

FORMULAIRE

MÉDICAL

A L'USAGE

DU COMITÉ DE SECOURS MUTUELS.

(Société Industrielle de la ville de Nantes.)

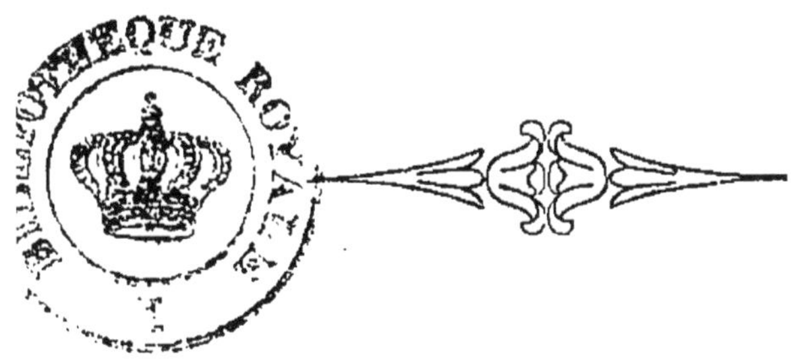

NANTES,

IMPRIMERIE DE CAMILLE MELLINET. — 36,598.

1843.

AVANT-PROPOS.

Les Administrateurs du Comité de secours mutuels, considérant que la création d'un *Formulaire Médical*, qui serait exclusivement destiné à l'usage des ouvriers actionnaires, pourrait efficacement contribuer à améliorer la situation administrative de l'association ;

Considérant que, tout en instituant ce Formulaire sur des bases telles, qu'il répondît amplement aux diverses exigences des maladies chez les ouvriers, il serait sans doute possible de réaliser, par ce moyen, quelques mesures d'économie dans la distribution des secours, et d'ajouter de nouvelles garanties à l'harmonie et à l'unité du service médical et pharmaceutique de l'Association ;

Ont décidé, par un arrêté en date du 11 mars 1843, qu'une Commission serait chargée de rédiger un *Formu-*

laire Médical, en l'appropriant au but que nous venons d'indiquer, c'est-à-dire à l'usage exclusif et aux besoins spéciaux du Comité de secours mutuels.

Cette Commission, composée de trois des médecins et d'un des pharmaciens de l'Association, après s'être bien pénétrée des intentions qui ont dicté l'arrêté administratif du 11 mars, s'est empressée d'aborder la mission qui lui était confiée, en faisant tous ses efforts pour que son travail se trouvât en harmonie avec la destination particulière qu'il était appelé à remplir.

Pour appuyer l'institution de ce Formulaire sur des bases véritablement naturelles, la Commission en a déterminé les principales divisions, d'après les divers modes suivant lesquels, depuis dix ans que l'Association existe, les médicaments ont été administrés aux ouvriers malades.

La première section du Formulaire comprend une liste de *médicaments simples*, pouvant être ultérieurement associés deux à deux, trois à trois, etc.; mais que le pharmacien devra, sur la demande qui lui en sera faite, livrer à l'état simple, c'est-à-dire non combinés en formules.

Dans la seconde section se trouvent les prescriptions médicamenteuses que l'officine du pharmacien nous offre toutes préparées, et qui, pour cela même, sont appelées *officinales.*

Dans la troisième et dernière section sont les préparations dites *magistrales*, ou celles que le médecin formule lui-même.

Ces trois principales divisions du Formulaire, qui, se supposant les unes aux autres, constituent par leur réunion un ensemble systématique et complet, se trouvent exactement correspondre aux trois formes essentielles sous lesquelles les médicaments sont habituellement livrés à la consommation des malades.

En effet, toute prescription médicinale, quelque variable qu'elle puisse être, se trouve nécessairement sous l'une des trois conditions suivantes : ou bien elle s'offre à la discrétion du malade et du médecin, sous la forme et à l'état de médicament simple (et c'est ce qui arrive le plus fréquemment) ; ou bien elle se trouve toute préparée chez le pharmacien, d'après l'indication officielle du Codex ; ou bien enfin, elle a été formulée par le médecin lui-même.

Telles sont aussi, et dans leur ordre de fréquence, les trois conditions sous lesquelles, depuis dix ans, les diverses préparations médicamenteuses à l'usage des ouvriers malades se sont constamment présentées.

Et c'est précisément d'après ces données, qu'une pratique et une expérience bien suffisantes ont dû faire considérer comme les plus vraies et les plus naturelles, qu'on a dû concevoir le plan et l'économie du Formulaire.

C'est ainsi que se trouvent justifiées les trois divisions de ce travail.

Ce Formulaire, dans les trois parties qui le constituent, comprend à peu près tous les médicaments que la matière médicale met à la disposition du praticien, tous ceux du moins qui sont d'une application usuelle et réellement utile.

Et ces diverses sections, d'un seul et même tout, se coordonnent entre elles, de manière qu'une substance médicinale, classée dans tel chapitre, ne se trouve point dans tel autre, et réciproquement. Cette précaution a permis d'éviter les doubles emplois, en mettant cependant à même d'établir un ensemble aussi riche et aussi complet que possible des prescriptions médicamenteuses véritablement usitées.

Toutefois, certaines substances médicinales n'ont pu se prêter à cette classification, ainsi les sirops médicamenteux, l'ipécacuanha, l'opium, l'émétique, etc., qui peuvent s'employer tant à l'état simple qu'à l'état de formule, ont dû, dans ce travail, se présenter sous l'une et l'autre forme.

Les explications qui viennent d'être données prouvent que, par sa composition, ce Formulaire diffère notablement du genre d'ouvrages qu'on a coutume de désigner sous ce titre. Il ne se compose point, en effet, exclusivement de formules magistrales, mais il offre, de plus, dans un ordre systématique, un certain nombre de médicaments simples et officinaux. Destiné à un service tout spécial, ce Formulaire du Comité a dû porter le cachet de la spécialité de sa destination.

Toutes les éventualités de la pratique médicale n'ont pu sans doute être prévues ; toutefois, il est à croire que celles qui se trouveraient en dehors du cadre adopté, seraient véritablement exceptionnelles, et réclameraient des prescriptions exceptionnelles aussi.

Pour cette circonstance spéciale, les médecins du Comité de secours devront convenir entre eux de quelques dispositions réglementaires.

Bien que, il faut le répéter, le Formulaire en question paraisse être complet, satisfaire aux exigences actuelles, et répondre à l'esprit de nos règlements, il ne doit point avoir une disposition tellement exclusive qu'il ne puisse être modifié : ses colonnes sont nécessairement ouvertes aux formules et prescriptions qu'une expérimentation suffisante aurait signalées à l'impartiale attention des praticiens.

Tel qu'il est actuellement, il devra être considéré comme obligatoire pour les médecins du Comité, puisqu'il a le double caractère de mesure administrative et d'institution formulée, consentie par les médecins du Comité de secours mutuels.

Il est certaines prescriptions médicamenteuses, telles que tisanes, cataplasmes, fomentations, lavements, etc., qui n'ont pas dû être réunies en formules écrites, parce que la prescription de ces divers moyens de traitement, est bien plus commodément et plus économiquement remplie chez l'ouvrier malade, que par le pharmacien lui-même.

Ainsi les tisanes, ces moyens médicamenteux d'un usage si habituel et si fréquemment répété, devaient être laissés, quant à leur formule et à leur mode d'emploi, à la discrétion et aux habitudes de chacun, de chaque médecin, de même qu'aux exigences bien légitimes, dans ce cas, de chaque ouvrier malade.

Trouvant donc très-naturel de laisser, quant à la composition des tisanes et de diverses prescriptions analogues, toute latitude au médecin, il a fallu que la liste des médicaments simples, c'est-à-dire celle qui contient les éléments des prescriptions les plus usuelles fût assez amplement pourvue d'espèces, pour que, sous ce rapport, il n'y eût rien à désirer.

La possibilité qu'a l'ouvrier malade de faire préparer, avec les conseils du médecin, divers remèdes, d'une manière convenable, rendait par cela même inutile l'inscription de ces remèdes, au titre et au rang de formules écrites. — Les préparations, au contraire, que chez l'ouvrier on ne pouvait convenablement effectuer, ou dont il aurait été dangereux d'abandonner la composition à des personnes inexpérimentées, ont dû nécessairement trouver leur place dans la catégorie des formules écrites, ou magistrales.

Les sirops de luxe, tels que le sirop d'orgeat, de gomme, d'althœa, de capillaire, etc., ne pourront plus être prescrits; ils seront avantageusement et économiquement remplacés par le looch blanc et la potion gommeuse du Formulaire. Les sirops médicamenteux, tels que le sirop d'opium, de belladone, diacode, de jusquiame, etc., compteront, au contraire, au nombre des préparations officinales qu'il est loisible d'employer.

Les formules de médicaments sont en général dénommées d'après leur composition pharmaceutique.

Des vues d'économie, signalées par la loyale impartialité de M. Prevel, ont déterminé la Commission à composer les formules suivant des doses et proportions plutôt fortes que faibles.

Il sera, en effet, d'une facture moins dispendieuse de composer une seule formule pour deux jours, que deux formules moitié moins fortes, pour le même laps de temps.

Les prescriptions médicamenteuses, les potions notamment, sont donc en général formulées en doses et proportions assez copieuses pour pouvoir suffire pour deux fois 24 heures.

Cependant, il arrivera très-fréquemment que la dose officiellement consignée et adoptée pour chaque formule, ne répondra point à telle indication spéciale, exceptionnelle, qui, à chaque instant, peut surgir pour le médecin praticien; que, par exemple, cette dose soit trop forte ou trop faible. — Dans ce cas, le médecin aura la précaution de faire suivre la dénomination de la formule qu'il prescrit, de ces mots : 1/2 dose, dose entière, double dose.

Comme beaucoup plus commode pour les recherches, l'ordre alphabétique a été adopté pour la série des médicaments simples et des préparations officinales; quant au répertoire des préparations magistrales, il ne se serait que difficilement prêté à ce mode de classification. Du reste, le Formulaire se termine par une table analytique des matières.

Chaque médecin et chaque pharmacien, attaché au service des secours mutuels, aura, entre les mains, un exemplaire de ce Formulaire, et il suffira que le médecin énonce, par son titre seulement, la formule convenue, pour que le pharmacien, qui l'aura sous les yeux, dénommée dans les mêmes termes, en remplisse exactement toutes les conditions.

Il résultera sans doute de cette disposition réglementaire, prescrite par l'Administration du Comité de secours, une économie réelle de temps, d'argent, et de l'unité dans le service médical et pharmaceutique.

Une Commission, composée de cinq des pharmaciens attachés à l'Association, a été chargée d'établir les prix des médicaments à l'usage du Comité de secours. Voici un extrait du rapport qu'elle a rédigé à ce sujet :

« La Commission ne s'est pas dissi-
» mulé les difficultés qu'il lui fallait
» aborder, puisqu'il s'agissait de con-
» cilier les intérêts légitimes des phar-
» maciens et les besoins impérieux de
» la Caisse de secours mutuels. Cette
» dernière considération a été pour
» elle la plus puissante ; aussi la Com-
» mission, dirigée constamment par le
» désir de coopérer à l'œuvre philan-
» thropique soutenue si généreusement
» par l'honorable président du Comité,
» n'a pas hésité à s'imposer de véri-
» tables sacrifices. Les prix des mé-
» dicaments ont été excessivement ré-
» duits.

» La Commission a, de plus, été una-
» nime pour exprimer le désir qu'à
» l'avenir MM. les médecins n'indi-
» quassent plus le nom des pharma-
» ciens sur leurs ordonnances. Chaque
» Sociétaire devra avoir la liste des

» pharmaciens du Comité de secours
» mutuels, et sera libre de prendre
» ses médicaments chez celui qui aura
» sa confiance.

» Quant à l'abonnement pour la
» fourniture des médicaments à la
» Caisse de secours mutuels, la Com-
» mission a été aussi d'avis qu'on pou-
» vait, dès à présent, le tenter pour une
» année, en se réservant toutefois la
» faculté d'y renoncer, si l'expérience
» faisait reconnaître que cet essai avait
» été trop onéreux. »

Les Administrateurs de la Caisse de secours mutuels,

DECHAILLE, *président*; MARIOT, *vice-président*; GARNIER-HARANCHIPY; MORICEAU, *docteur-médecin*; Joseph MOSNERON-DUPIN fils; MARCÉ, *docteur-médecin*.

PREMIÈRE PARTIE.

MÉDICAMENTS SIMPLES.

Feuilles d'absinthe.
— de belladone.
— de douce-amère (tiges).
— de guimauve.
— de jusquiame.
— de lichen d'Islande.
— de mauve.
— de menthe.
— d'oranger.
— de séné.
— de stramonium.
Espèces aromatiques.
— pectorales.
Fleurs d'arnica.
— de camomille.
— de centaurée.
— pectorales (espèces).
— de sureau.
— de tilleul.
Racines de guimauve.
— de gentiane.

Racines de gentiane en poudre.
— d'ipécacuanha.
— — en poudre.
— de jalap en poudre.
— de réglisse.
— de rhubarbe de Chine.
— — en poudre.
— de sassafras.
— de squine.
— de ratanhia.
— — en poudre.
— de valériane.
— — en poudre.
Goudron.
Gayac en poudre.
Écorces de cannelle de Chine.
— — en poudre.
— de quinquina gris.
— — en poudre.
— de quinquina jaune.
— — en poudre.
— de simarouba.
— — en poudre.

SUBSTANCES DIVERSES (VÉGÉTALES),

Amidon en poudre.
Assa fœtida.
— en poudre.

Camphre.
— en poudre.
Citrons.
Essence de térébenthine.
Farine de lin.
— de moutarde.
Gomme arabique.
— en poudre.
Huile de ricin.
— camphrée.
Miel ordinaire.
Manne en sorte.
Opium (extrait aqueux).
— brut.
Orge mondé.
Payot blanc.
Riz.

SELS ET SUBSTANCES MINÉRALES.

Acétate d'ammoniaque.
— de morphine.
— de potasse.
Alun en poudre.
— calciné.
Calomel à la vapeur.
Crême de tartre en poudre.
Carbonate de magnésie.

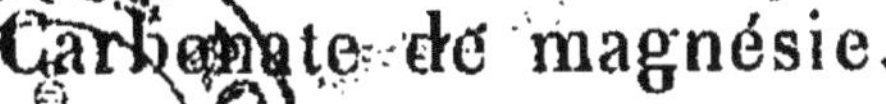

Sous-carbonate de fer.
— de magnésie.
— de potasse.
— de soude.
Chlorure de chaux solide.
Émétique.
Hydrochlorate de morphine.
Magnésie calcinée.
Nitrate acide de mercure.
Nitrate de potasse.
— de bismuth.
Potasse caustique.
Sulfate de magnésie.
— de morphine.
— de soude.
Sangsues.
Bains simples.

DEUXIÈME PARTIE.

PRÉPARATIONS OFFICINALES.

Baume d'arcœus.
— tranquille.

Cérat simple.
— de saturne.
— soufré.
Chlorure de chaux liquide.
Diascordium.
Eau blanche.
— de seltz.
— de bonnes.
— de sedlitz.
— de vichy.
— de chaux.
Emplâtre diachylon.
— de ciguë.
— de poix de Bourgogne.
— de vigo cum mercurio.
Extrait de belladone.
— de jusquiame.
— d'opium.
— de ratanhia.
— de valériane.
Eau-de-vie camphrée.
Huile camphrée.
Laudanum de sydenham.
Limonade gazeuse.
Miel rosat.
Onguent citrin.
— mercuriel double.
— de la mère.

Onguent Épispastique.
Oximel scillitique.
Pilules de cynoglosse.
— de méglin.
Sirop de belladone.
— diacode.
— de jusquiame.
— d'opium.
Teinture de digitale.
— de gentiane.
— de Peyrilhe.
— de scille.
— de quinquina.
— de valériane.
Thériaque.
Sparadrap de diachylon.
Vin émétique.
Vésicatoire à bord collant (5 à 20 centimètres.)
— — camphré.
Emplâtres de toute nature et de toute grandeur.
Cantharides en poudre.

TROISIÈME PARTIE.

PRÉPARATIONS MAGISTRALES.

LIMONADE TARTRIQUE.

Acide tartrique en poudre. 8 grammes.
Sucre blanc en poudre. . 8 grammes.
Essence de citron. . . . 4 gouttes.
Mêlez, pour quatre litres.

LIMONADE GAZEUSE EN POUDRE.

Acide tartrique en poudre. 1 gramme.
Bi-carbonate de soude en
poudre. . . . . 15 décigram.
Pour un verre de 180 grammes.

ÉMULSION SIMPLE.

Sirop d'orgeat. . . . . . 90 grammes.
Eau de fleurs d'oranger. 8 grammes.
Eau. . . . . 1 litre.

ÉMULSION ANODYNE.

Émulsion simple. . . . . 1 litre.
Sirop diacode. . . . . . 15 grammes.

LOOCH BLANC.

Sirop d'orgeat. . . . . . 30 grammes.
Gomme adraganthe.. . 1 gramme.
Eau de fleurs d'oranger 2 grammes.
Eau. . . . . 125 grammes.

LOOCH CALMANT.

Looch blanc. . . . . . 130 grammes.
Sirop diacode.. . . . . 20 grammes.

POTION GOMMEUSE.

Sirop de gomme. . . . 50 grammes.
Eau. . . . . 130 grammes.
Eau de fleurs d'oranger. 4 grammes.

POTION GOMMEUSE CALMANTE.

Potion gommeuse. . . 180 grammes.
Sirop diacode. . . . . 30 grammes.

POTION CONTRO-STIMULANTE.

Potion gommeuse simple. 180 gram.
Émétique ou kermès, quantité voulue.

POTION GOMMEUSE CALMANTE AVEC TEINTURE DE DIGITALE.

Potion gommeuse calmante, quantité ci-dessus.
Teinture de digitale. . . . 40 gouttes.

POTION GOMMEUSE LAUDANISÉE.

Potion gommeuse simple, quantité ci-dessus.
Laudanum de sydenham. . 30 gouttes.

POTION FÉBRIFUGE.

Sulfate de quinine. . . 1 gramme.
Eau de rabel. . . . . . quantité suffis.
Eau bouillante. . . . . 100 grammes.
Sirop d'écorce d'orange. 30 grammes.

MIXTURE POUR LAVEMENT FÉBRIFUGE.

Sulfate de quinine. . . 8 décigram.
Laudanum de sydenham 6 gouttes.
Eau. . . . . 120 grammes.
Jaune d'œuf.. . . . . . quantité suffis.

POTION ANTISPASMODIQUE.

Sirop d'opium. . . . . . 20 grammes.
Ether sulfurique. . . . 2 grammes.
Eau. . . . . 100 grammes.
Eau de fleurs d'oranger. 4 grammes.

POTION CORDIALE.

Eau de menthe poivrée. 90 grammes.
Sirop d'écorce d'orange 30 grammes.
Teinture de cannelle. . 8 grammes.

VOMITIFS ET PURGATIFS.

DOSE VOMITIVE AVEC L'IPÉCACUANHA.

Ipécacuanha pulvérisé 1 gramme.
Tartre stibié. . . . . . 10 centigram.

ÉMÉTO-CATHARTIQUE.

Tartre stibié. . . . . . 10 centigram.
Sulfate de soude. . . 15 grammes.

POUDRE PURGATIVE.

Jalap en poudre. . . . 2 grammes.
Sulfate de soude. . . . 15 grammes.

PURGATIF COMMUN.

Séné mondé. . . . . . 8 grammes.
Manne en sorte. . . . 45 grammes.
Sulfate de soude. . . . 12 grammes.

PILULES.

PILULES DRASTIQUES.

Jalap en poudre. . . } ãã 2 grammes.
Scammonée. . . . . }

Pour douze pilules.

PILULES FÉBRIFUGES.

Sulfate de quinine. . 60 centigram.
Poudre de guimauve, quantité suffisante.
Pour six pilules.

PILULES CALMANTES.

Extrait gommeux d'opium } ââ 50 centig.
— de jusquiame. . . }
Pour vingt pilules.

PILULES FÉBRIFUGES OPIACÉES.

Sulfate de quinine. . 60 centigram.
Extrait d'opium. . . . 5 centigram.
Pour six pilules.

PILULES ANODINES CAMPHRÉES.

Extrait d'opium.. . . . 50 centigram.
Camphre.. . . . . 1 gramme.
Pour dix pilules.

PILULES CALMANTES ET FONDANTES.

Extrait de jusquiame. 50 centigram.
— de ciguë. . . . 1 gramme.
Pour vingt pilules.

PILULES DIURÉTIQUES.

Scille pulvérisée . . . }
Nitrate de potasse. . . } ââ 1 gramme.
Poudre de digitale. . }
Pour vingt pilules.

*

PILULES DIURÉTIQUES CALMANTES.

Pilules diurétiques, formule ci-dessus.
Extrait d'opium. . . . . 1 gramme.
Pour vingt pilules.

PILULES DIURÉTIQUES ET FONDANTES.

Scille pulvérisée. . . . }
Calomel à la vapeur. . } ââ 1 gramme.
Savon médicinal. . . . }
Pour vingt pilules.

PILULES DE TÉRÉBENTHINE.

Térébenthine cuite. . . 4 grammes.
Pour vingt pilules.

PILULES DE NOIX VOMIQUE.

Extrait alcoolique de noix vomique, 50 centigrammes.
Poudre de valériane, quantité suffisante.
Pour vingt pilules.

PILULES DE STRYCHNINE.

Strychnine. . . . . . . 10 centigram.
Conserves de roses. . quantité suffis.
Pour vingt-quatre pilules.

PILULES ASTRINGENTES.

Cachou pulvérisé. . . . 25 décigram.
Extrait d'opium. . . . . 25 centigra.
Alun en poudre. . . . 15 décigram.
Pour vingt pilules.

PILULES ASTRINGENTES ET CALMANTES.

Extrait d'opium. . . . . 50 centigra.
Extrait de ratanhia. . . 15 décigram.
Pour vingt pilules.

POUDRE FERRUGINEUSE.

Limaille de fer porphyrisée. 20 gram.
Cannelle en poudre. . . . . . 5 gram.
M. pour vingt paquets.

GARGARISMES.

GARGARISME ASTRINGENT.

Acide hydrochlorique. 2 grammes.
Miel rosat. . . . . 20 grammes.
Eau. . . . . 250 grammes.

GARGARISME ALUMINEUX.

Alun en poudre. . . . 4 grammes.
Miel rosat. . . . . . . 30 grammes.
Eau. . . . . 250 grammes.

LINIMENTS.

LINIMENT VOLATIL.

Ammoniaque liquide. . 10 grammes.
Huile d'olive. . . . . . 60 grammes.
M.

LINIMENT VOLATIL CAMPHRÉ.

Ammoniaque liquide. . 10 grammes.
Huile camphrée. . . . 60 grammes.

LINIMENT CALMANT.

Baume tranquille. . . . 8 grammes.
Huile de palme. . . . 30 grammes.
Laudanum liquide. . . 2 grammes.

LINIMENT OLEO-CALCAIRE.

Eau de chaux. . . . . } ââ 30 grammes.
Huile d'olive . . . . . }

CAUSTIQUE AMMONIACAL.

Ammoniaque liquide. . } ââ 10 grammes.
Huile d'olive. . . . . . }

LINIMENT TÉRÉBENTHINÉ.

Essence de térébenthine. 8 grammes.
Huile d'olive. . . . . . . 60 grammes.

LINIMENT TÉRÉBENTHINÉ LAUDANISÉ.

Liniment térébenthiné, ci-dessus formulé.
Laudanum de sydenham. 2 grammes.

LINIMENT CANTHARIDÉ.

Teinture de cantharides. 3 grammes.
Ammoniaque liquide. . 10 grammes.
Huile camphrée. . . . . 60 grammes.

POMMADES.

POMMADE SOUFRÉE.

Soufre sublimé. . . . . 15 grammes.
Axonge. . . . . 30 grammes.

POMMADE ALCALINE.

Sous-carbonate de potasse 10 grammes.
Axonge. . . . . 30 grammes.

POMMADE DE GOUDRON.

Goudron. . . . . . . }
Axonge. . . . . } ââ 30 grammes.

POMMADE AU CALOMEL.

Calomel à la vapeur. . 2 grammes.
Axonge. . . . . 15 grammes.

POMMADE AU PROTO-IODURE DE MERCURE.

Proto-iodure de mercure 1 gramme.
Axonge. . . . . 30 grammes.

POMMADE AU DENTO-IODURE DE MERCURE.

Dento-iodure de mercure 30 centigra.
Axonge. . . . . 30 grammes.

POMMADE D'HYDRIODATE DE POTASSE IODURÉE.

Hydriodate de potasse. 3 grammes.
Iode. . . . . 1 gramme.
Axonge. . . . . 25 grammes.

POMMADE D'HELMERICH (contre la gale).

Soufre sublimé. . . . . . 30 grammes.
Sous-carbonate de potasse 15 grammes.
Axonge. . . . . 60 grammes.

POMMADE D'IODURE DE SOUFRE.

Iodure de soufre. . . . 1 gramme.
Axonge. . . . . 25 grammes.

POMMADE MERCURIELLE OPIACÉE.

Cérat opiacé. . . . . . } āā 15 grammes.
Onguent mercur. doub. }

POMMADE MERCURIELLE A LA BELLADONE.

Extrait de belladone. . } āā 10 grammes.
Onguent mercur. doub. }
Huile d'olive. . . . . . quantité suffis.

POMMADE SATURNINE ANTI-NÉVRALGIQUE.

Carbonate de plomb. . 5 grammes.
Axonge. . . . . 20 grammes.

POMMADE STIBIÉE.

Émétique. . . . . 4 grammes.
Axonge. . . . . 12 grammes.

POMMADE DE SULFATE DE ZINC.

Sulfate de zinc. . . . . 12 décigram.
Onguent rosat. . . . . 15 grammes.

POMMADES OPHTHALMIQUES.

POMMADE AU PRÉCIPITÉ ROUGE.

Précipité rouge. . . . . 10 centigra.
Cérat . . . . 2 grammes.

POMMADE AU NITRATE D'ARGENT (N° 1.)

Nitrate d'argent. . . . 5 centigra.
Cérat. . . . . 4 grammes.

POMMADE AU NITRATE D'ARGENT (N° 2.)

Nitrate d'argent. . . . 20 centigra.
Cérat. . . . . 4 grammes.

POMMADE AU SULFATE DE CUIVRE.

Sulfate de cuivre. . . 10 centigra.
Cérat. . . . . 2 grammes.

COLLYRES.

COLLYRE AU NITRATE D'ARGENT (N.° 1).

Nitrate d'argent. . . . 5 centigra.
Eau distillée. . . . . . 30 grammes.

COLLYRE AU NITRATE D'ARGENT (N.° 2).

Nitrate d'argent.. . . . 20 centigra.
Eau distillée. . . . . . 30 grammes.

COLLYRE AU NITRATE D'ARGENT, N.° 1, LAUDANISÉ.

Collyre n.° 1 , ci-dessus formulé.
Laudanum de sydenham. 10 gouttes.

COLLYRE AU NITRATE D'ARGENT, N.° 2, LAUDANISÉ.

Collyre n.° 2, ci-dessus formulé.
Laudanum liquide. . . . 10 gouttes.

COLLYRE AU SULFATE DE ZINC.

Sulfate de zinc. . . . . 20 centigra.
Eau distillée. . . . . . 100 grammes.

COLLYRE AU SULFATE DE ZINC LAUDANISÉ.

Collyre au sulfate de zinc, ci-dessus formulé.
Laudanum de sydenham. 1 gramme.

COLLYRE A L'ACÉTATE DE PLOMB.

Acétate de plomb liquide 3 gouttes.
Eau distillée. . . . . . 100 grammes.

COLLYRE AU SULFATE DE CUIVRE.

Sulfate de cuivre. . . . 20 centigra.
Eau distillée. . . . . . 30 grammes.

COLLYRE AU DEUTO-CHLORURE DE MERCURE.

Deuto-chlorure de mercure 5 centi.
Eau distillée. . . . . 100 gram.

COLLYRE CALMANT.

Huile d'amandes douces. 15 grammes.
Laudanum de sydenham. 2 grammes.

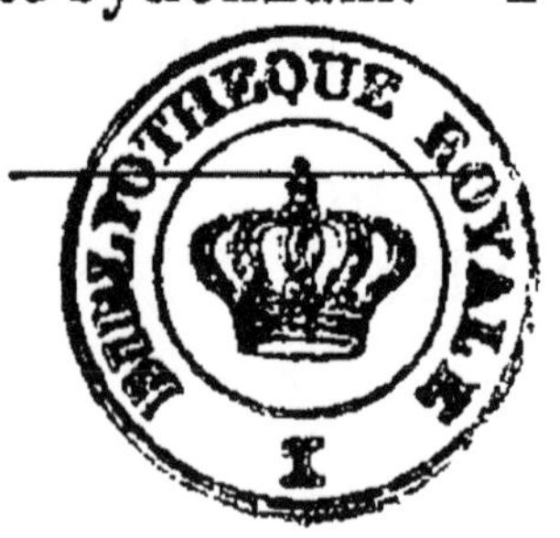

TABLE ANALYTIQUE

DES MATIÈRES

CONTENUES DANS CE FORMULAIRE.

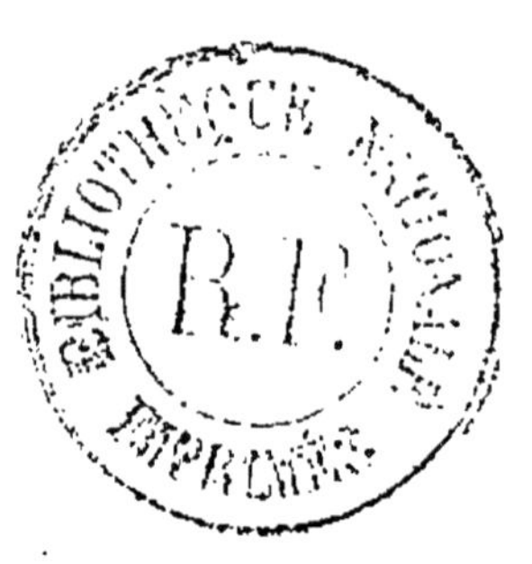

www.ingramcontent.com/pod-product-compliance
Ingram Content Group UK Ltd.
Pitfield, Milton Keynes, MK11 3LW, UK
UKHW012119240726
13965UKWH00005B/1847

9 782013 042376